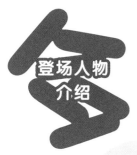

登场人物介绍

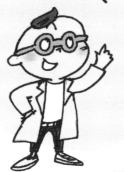

副所长

他是身体研究所的副所长，
每天晚上都在身体研究所里做研究。
他最喜欢吃的食物是拉面。

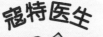

寇特医生

寇特医生是研究病原体的专家。
她非常注重卫生和防护，
所以总是戴着手套。

所长

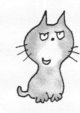

所长是住在身体研究所的猫咪。
因为是副所长的前辈，
所以称它为所长。

目录

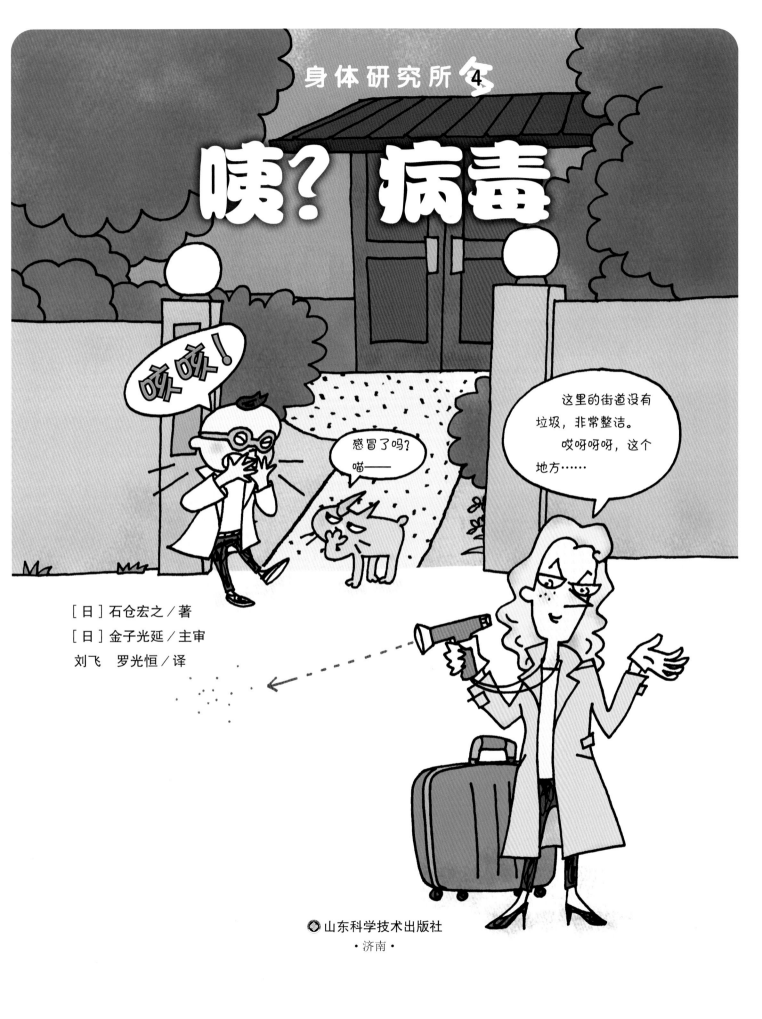

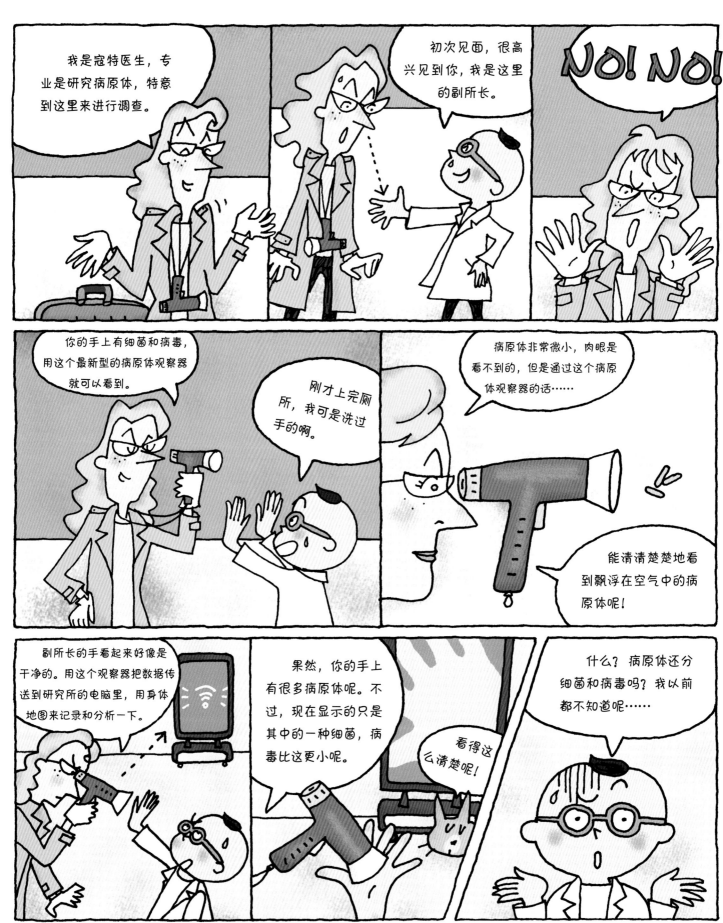

看不见的病原体

我们用肉眼观察，是看不见病原体的。
那么，病原体到底有多小呢？

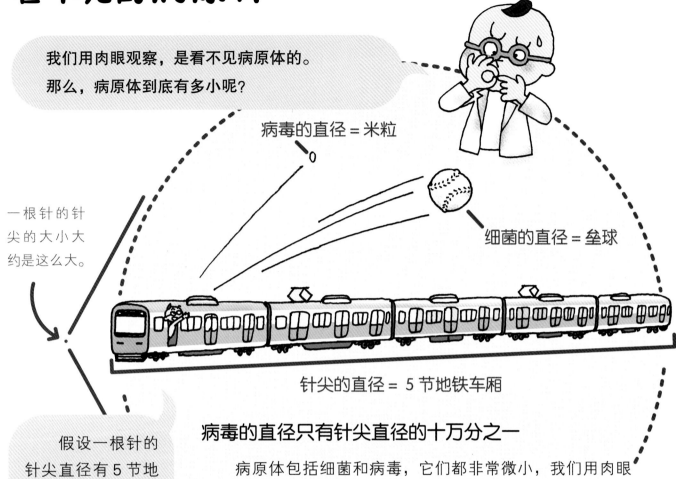

一根针的针尖的大小大约是这么大。

病毒的直径 = 米粒

细菌的直径 = 垒球

针尖的直径 = 5 节地铁车厢

假设一根针的针尖直径有 5 节地铁车厢那么长，那细菌的直径与一个垒球的直径相似，而病毒的直径则与米粒的直径一样！

病毒的直径只有针尖直径的十万分之一

病原体包括细菌和病毒，它们都非常微小，我们用肉眼是无法看到它们的。细菌的直径约为针尖直径（约 1mm）的千分之一。病毒则更小，它只有细菌直径的百分之一，与针尖的直径相比，它大约只有针尖直径的十万分之一。

打喷嚏时细菌和病毒最远能被喷到 5 米之外

打喷嚏时会喷出唾液和细菌，有时也会喷出病毒，其中细菌和病毒最远能被喷到 5 米之外，差不多是小孩走 10 步的距离。

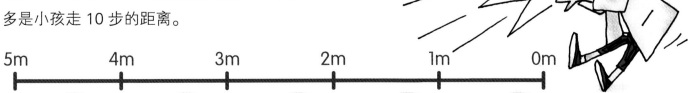

5m   4m   3m   2m   1m   0m

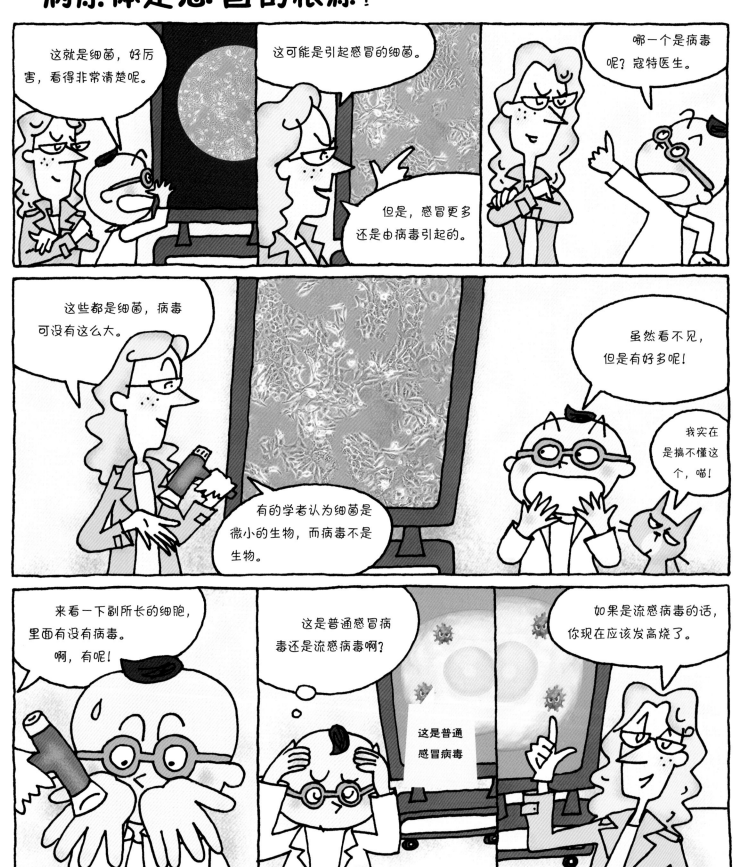

详情请看第 20-21 页吧！

病毒

　　大部分的感冒都是由病毒引起的。病毒如果没有依附其他生物的细胞就无法生存，但只要病毒进入身体，它就会不断破坏细胞，同时大量繁衍。现在没有专门针对病毒的药物（部分流感、水痘、疱疹除外），只能依靠身体自身的免疫力来自愈。

细菌

　　细菌是一种非常非常微小的生物，不仅存在于生物体内，也能生活在各种环境中。细菌很少引起感冒，但只要是由细菌引发的咳嗽、喉咙痛等，症状就会持续很长时间，这就是"细菌型感冒"的特征。得了细菌型感冒，只是静养的话并不能好转，但吃了"抗生素"，就能很快痊愈。

详情请看第 28–29 页吧！

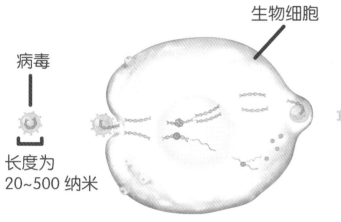

生物细胞

病毒

长度为
20~500 纳米

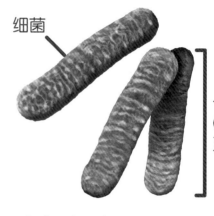

细菌

长度为
0.5 微米
至几微米

病毒没有细胞结构，蛋白质组成的躯体中只有遗传信息。病毒寄生于生物中，以细胞为宿主进行繁衍。

细菌只有一个细胞便能生存，因而被称为"单细胞生物"。在营养充足、湿度和温度适宜的情况下，细菌就会繁殖增加。

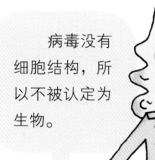

病毒没有细胞结构，所以不被认定为生物。

细胞是什么？

　　所有的生物都是由"细胞"组成的，细胞是身体构成的最基础的单位，据说人体的细胞总量约为 37 兆 2000 亿个。细胞有各种各样的种类和功能，具有相同功能的细胞会集结在一起，形成肌肉、皮肤、胃、肠道等。

补充
说明　微米和纳米：1 微米是 1 毫米的千分之一，1 纳米是 1 微米的千分之一。

　　单细胞生物：指由一个细胞组成的生物，由多个细胞组成的生物叫作"多细胞生物"。

病毒是如何传播的？

病毒虽然用肉眼看不见，但它们潜伏在我们身边的每一个角落。那它们是怎么进入我们的身体的呢？一起来看看吧！

病毒是如何进入体内的呢？

病毒是从外部进入体内的，这个过程叫作"感染"。体内的病毒增多的话，就会出现感冒等症状。它们虽然不能穿破皮肤进入人体，但能从眼睛、鼻子、口腔、伤口等部位进入身体。

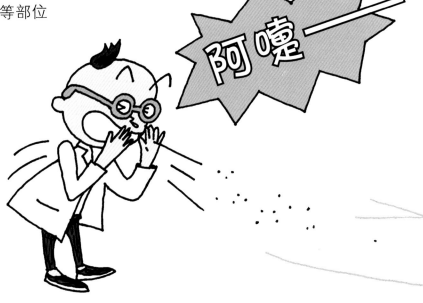

阿嚏

咳嗽和打喷嚏喷出的飞沫的传播距离是2米左右呢，喵。

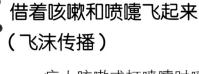 借着咳嗽和喷嚏飞起来（飞沫传播）

病人咳嗽或打喷嚏时喷出的飞沫中携带病毒。一旦其他人吸入这样的飞沫，病毒就会进入他体内，这个过程被称为"飞沫传播"。所谓"飞沫"，是那些飘在空中，直径大于千分之五毫米的微粒。

飞沫

飞沫就是覆盖在飞沫核外部的水分。飞沫被喷出之后很快会掉落地面，无法通过口罩进入人体。

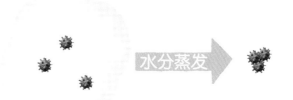

水分蒸发

飞沫核

飞沫的水分蒸发后剩下的部分（病毒）在空气中飘浮，它能穿过普通口罩进入人体。

2 随风飘来（空气传播）

包裹在飞沫中的病毒，在向周围飞散时，会慢慢变成"飞沫核"。飞沫核会随着干燥的空气一起飘荡，随风飘向远方。呼吸空气时吸入飞沫核造成感染的过程叫作"空气传播"。

飞沫核小到连普通口罩都能通过！

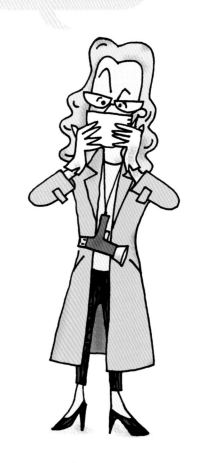

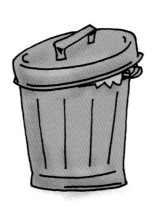

3 接触就会染上病毒（接触传播）

如果我们不小心舔到或用有伤口的皮肤碰触到带有病毒的物品，病毒就会进入我们的体内。通过接触带有病毒的物品，从而导致病毒从眼睛、口腔、破损的皮肤等部位进入体内的过程叫作"接触传播"。

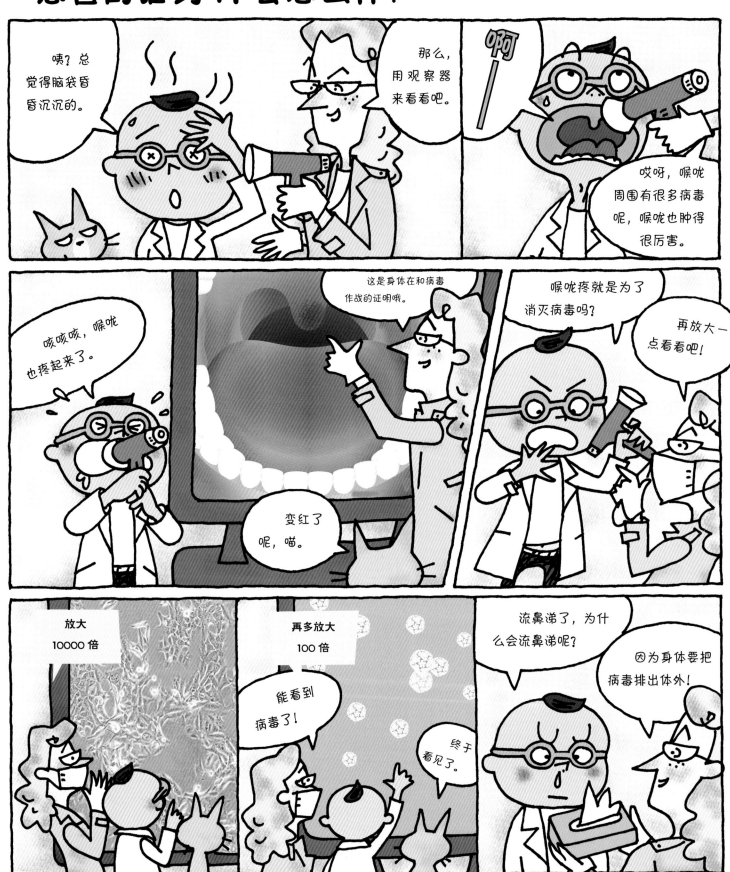

为什么感冒了会发烧呢?

大部分感冒是因为病毒进入体内引起的。感冒引起发烧是身体的防御反应之一。很多病毒是不耐热的，体温升高能够抑制病毒的繁殖。

感冒的症状有很多种

感冒时出现的各种症状是身体与病毒作战的表现。虽然这些症状让人难受，但也多亏这样，才能治愈感冒。

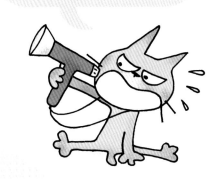

病毒一旦进入身体，眨眼间数量就会增加 7 万倍呢，喵。

鼻塞

感冒越来越严重的话，鼻涕会从清鼻涕变成黏糊糊的黄色鼻涕，从而堵住鼻子通道。

喉咙疼

很多病毒是不耐热的，喉咙发热或肿胀，就可以防止更多病毒进入体内。

咳嗽、痰

咳嗽是把病毒与肺内气体一起排出体外而表现出来的症状。另外，痰能包裹着病毒将其排出体外。

关节痛

身体在和病毒做斗争时，体内会产生引起关节疼痛的物质，这样时人需要静养，不宜运动。

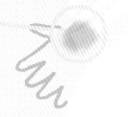

与感冒做斗争！免疫力

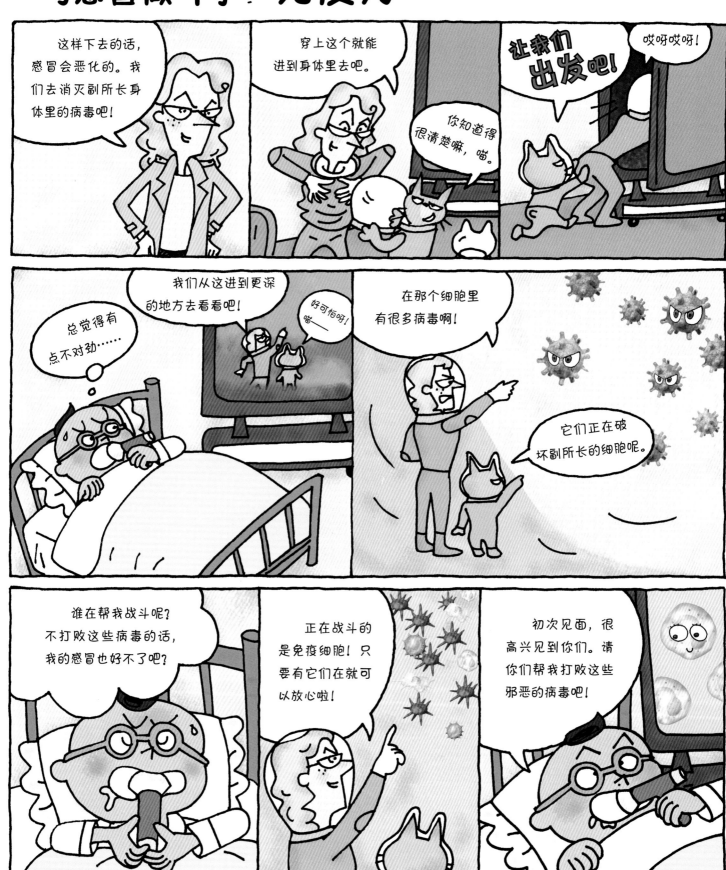

免疫是什么?

所谓免疫,就是在身体生病或受伤时,保护身体、进行治疗的一种生理机能。免疫的中坚力量,与病毒等敌人对抗的,是血液中含有的免疫细胞之一——"白细胞"。

根据战斗方式的不同,免疫细胞可以分为两类。

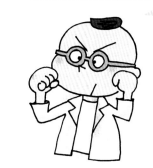

身体本来就有与病原体战斗的能力。

自然免疫 →12页

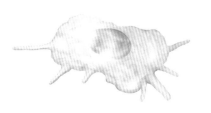

巨噬细胞

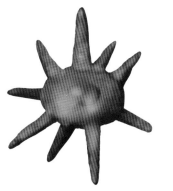

树突状细胞

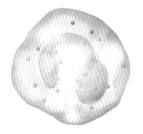

中性粒细胞

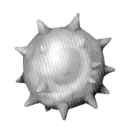

NK(自然杀伤)细胞

获得性免疫 →14页

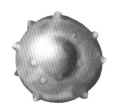

杀伤性T淋巴细胞

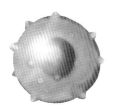

B淋巴细胞

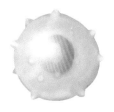

辅助性T淋巴细胞

免疫细胞在骨头里产生哦

杀伤性T淋巴细胞和辅助性T淋巴细胞是在位于心脏上方的名为"胸腺"的地方生成的,这两种细胞以外的免疫细胞是在骨骼中的"骨髓"里生成的。

新生的免疫细胞能够起作用的时间只有短暂的三到五天,因此会不断有新的免疫细胞产生。

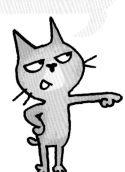

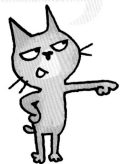

骨头里也有血管呢,喵。

补充说明

胸腺:制造免疫细胞、具有免疫功能的器官。胸腺一直发育到青春期,之后会慢慢变小。

骨髓:骨头的中心部分。骨髓呈柔软的海绵状,它还具有造血功能。

免疫是怎么起作用的？①自然免疫

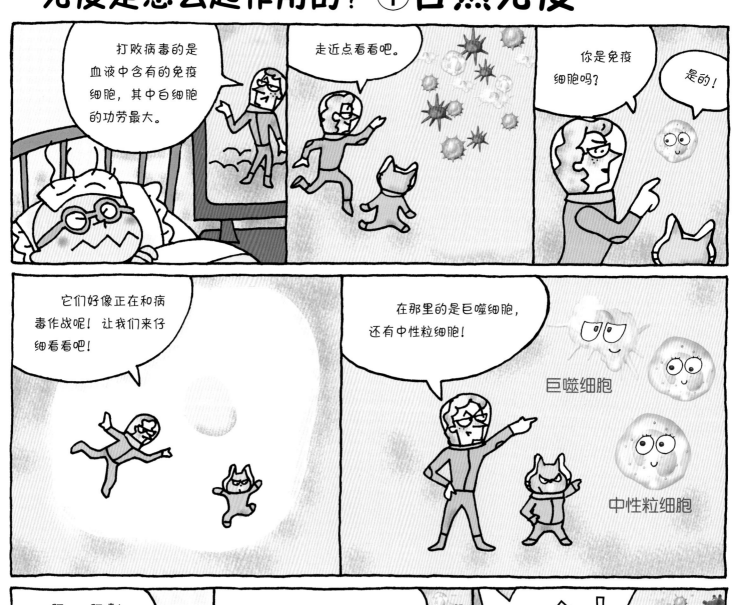

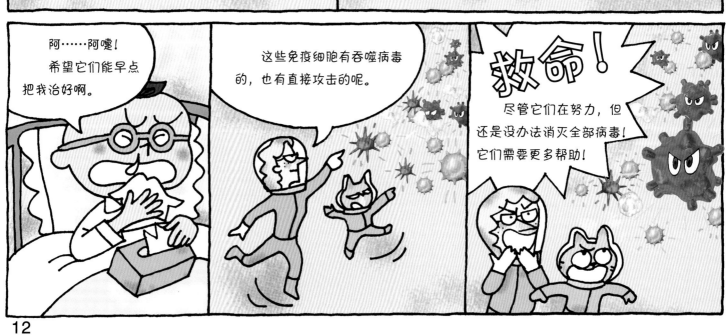

与生俱来的自然免疫

　　与生俱来的免疫力叫作"自然免疫"。免疫细胞经常在身体里巡逻，一旦有病毒或细菌进入，四小时之内免疫细胞就会开始战斗。它们有的是吞噬掉进入身体里的病原体，有的则是对病原体直接发起攻击，把病原体解决掉。

感冒后就开始流鼻涕和打喷嚏，是巨噬细胞和中性粒细胞正在战斗的证明！

巨噬细胞
一旦有病原体进入体内，巨噬细胞作为队长就会迅速做出反应，吞噬掉病原体并将它们分解。

中性粒细胞
将侵入体内的病原体直接吞噬解决掉。

通知敌情 →

树突状细胞
在吞噬病原体后，将它们的特征传达给"杀伤性T淋巴细胞"和"辅助性T淋巴细胞"。

吞噬攻击

吞噬攻击

直接攻击

吞噬攻击

NK（自然杀伤）细胞
Nature killer（简称NK）是"天生杀手"的意思。这种免疫细胞名副其实，它一旦发现病毒和细菌就会马上发动攻击并将其解决掉。

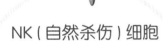

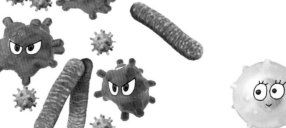

病原体

通知敌情

辅助性　　　杀伤性
T淋巴细胞　T淋巴细胞

获得性免疫

免疫是怎么起作用的？②获得性免疫

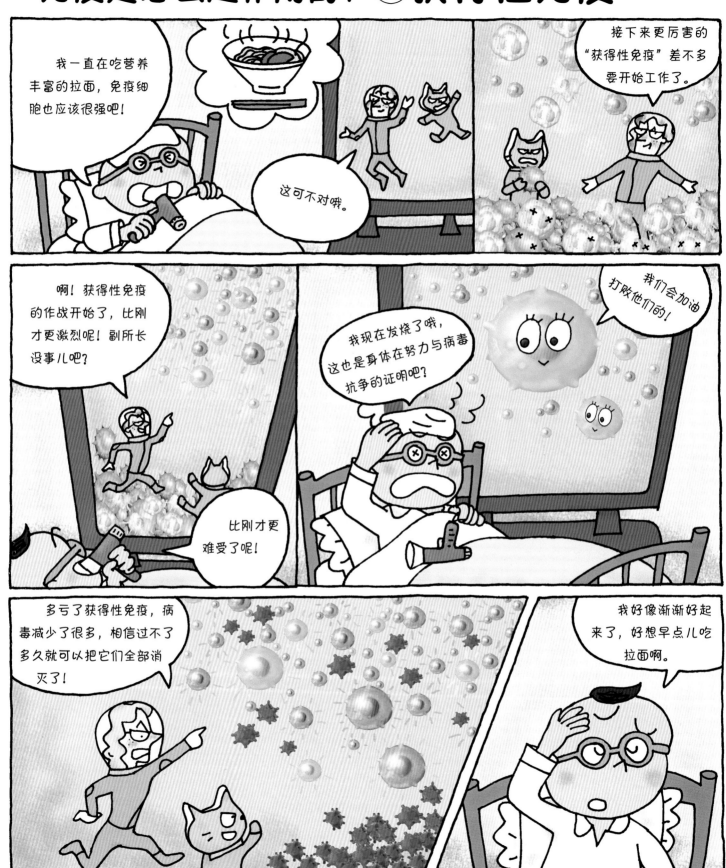

师夷长技以制夷！获得性免疫

　　"获得性免疫"，就是身体通过学习引起疾病的病原体的特征而获得的免疫。当仅靠自然免疫无法治愈的时候，五到七天后获得性免疫就开始发挥作用了。获得性免疫是对病原体直接发起攻击并将其消灭。获得性免疫能记住与其发生过战斗的病毒和细菌的特征，之后再有同样的病毒或细菌进入体内时，就可以更快地消灭它们。

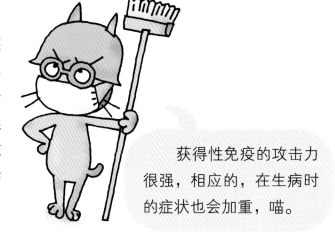

获得性免疫的攻击力很强，相应的，在生病时的症状也会加重，喵。

B 淋巴细胞

接受辅助性 T 淋巴细胞的指令，制造出能够攻击细菌和病毒的"抗体"。

辅助性 T 淋巴细胞

帮助杀伤性 T 淋巴细胞发挥作用，能给 B 淋巴细胞发出制造抗体的指令。

通知敌情

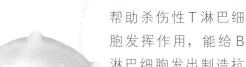
用抗体攻击

通知敌情

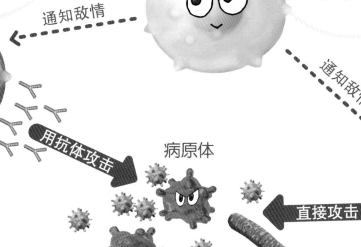
病原体

直接攻击

杀伤性 T 淋巴细胞

发现入侵体内的细菌或病毒，并进行攻击。

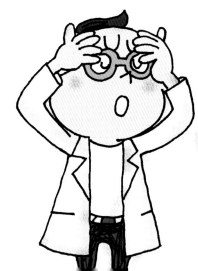

感冒症状恶化，发高烧，咳嗽变得严重的时候，激烈的战斗就开始了。

免疫是怎么起作用的？③抗体

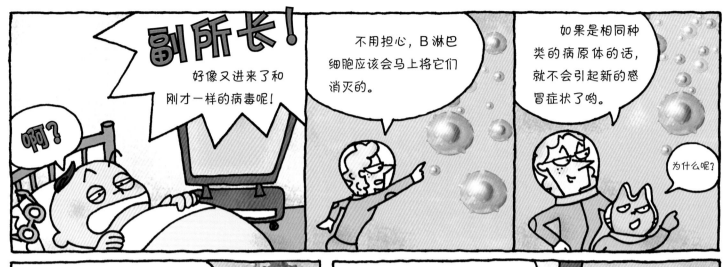

副所长！

好像又进来了和刚才一样的病毒呢！

啊？

不用担心，B淋巴细胞应该会马上将它们消灭的。

如果是相同种类的病原体的话，就不会引起新的感冒症状了哟。

为什么呢？

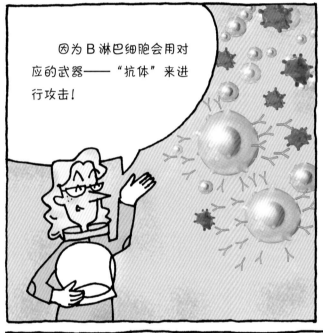

因为B淋巴细胞会用对应的武器——"抗体"来进行攻击！

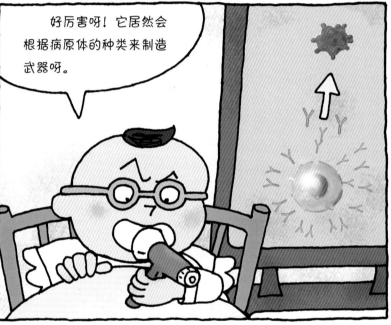

好厉害呀！它居然会根据病原体的种类来制造武器呀。

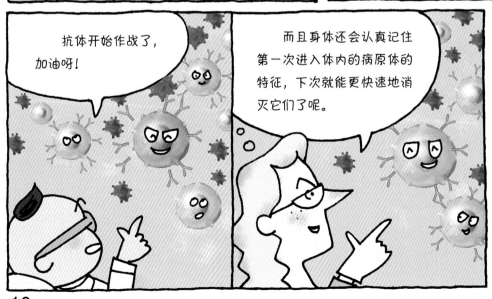

抗体开始作战了，加油呀！

而且身体还会认真记住第一次进入体内的病原体的特征，下次就能更快速地消灭它们了呢。

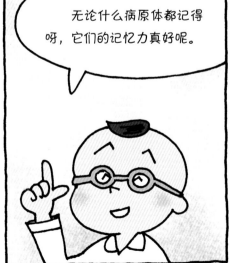

无论什么病原体都记得呀，它们的记忆力真好呢。

抗体的作用

在攻击入侵身体的病原体时，B 淋巴细胞使用的是"抗体"。抗体可以根据病原体的种类产生。除了抗体之外，人体还有巨噬细胞和中性粒细胞等"吞噬细胞"，这些细胞附着在病原体上，将病原体吞噬，从而消灭病原体。

怎样增强免疫力?

B 淋巴细胞针对入侵体内的病原体，会不断制造新的抗体。身体能够记住这些病原体的特征，在下次同一种类型的病原体入侵体内时，身体就可以迅速将其消灭了。随着这个过程的不断重复，身体可以快速消灭的病原体种类也在不断增加，免疫力也就随之增强。

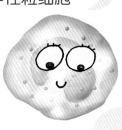

中性粒细胞

看起来很好吃呢!

巨噬细胞

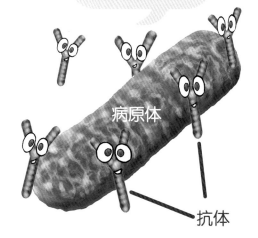

这样吃起来就更方便了呢!

病原体

抗体

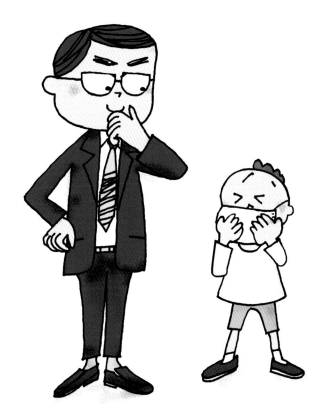

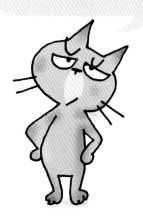

成年人比孩子免疫力更强是因为他们感染过各种病原体呢，喵。

补充说明　抗体：不仅针对病原体有抗体，对花粉和食物等各种各样的东西也会产生抗体。

吞噬细胞：一种通过吞噬作用来消灭入侵身体的病原体的细胞。

过敏是抗体导致的！

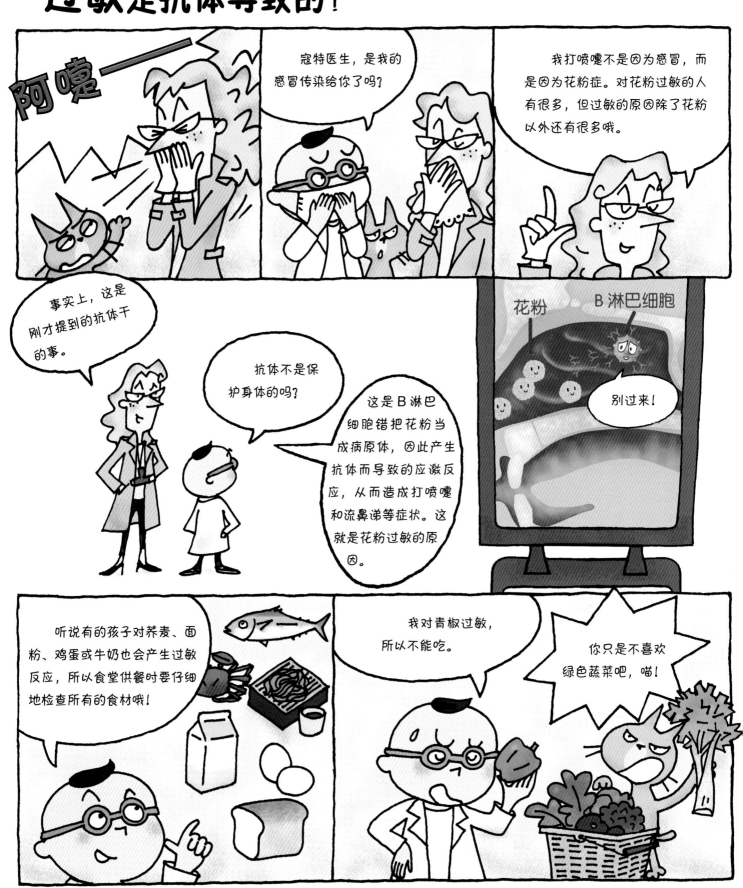

什么是过敏？

当原本没有危害的东西进入体内时，机体为保护身体产生免疫反应而引起的症状就叫作"过敏"。

比如花粉症，就是原本不会对身体造成危害的花粉从鼻子或口腔进入体内后，抗体将花粉误判成会引起感冒的病原体，于是就给大脑发出打喷嚏、流鼻涕的指令。

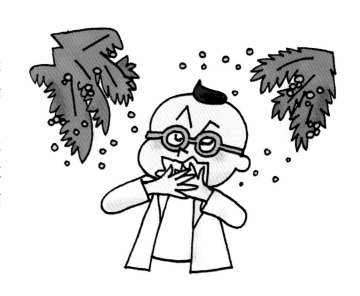

多种多样的过敏症状

过敏会出现什么样的症状？过敏源是什么？这些都是因人而异的。我们需要特别注意的一点是：严重的过敏症状甚至会危及生命。

皮肤、黏膜

除了荨麻疹和瘙痒之外，口腔也会变得难受，嘴唇也会变肿。

全身

因过敏导致身体出现症状，这称之为"过敏性反应"。有时候身体会突然出现过敏反应，像失去意识、血压下降、全身出现荨麻疹等，这些都是过敏表现出的各种症状，严重时甚至会危及生命。

鼻、喉

花粉等过敏的症状有很多，例如打喷嚏、流鼻涕、咳嗽等，还可能会出现喉咙红肿、呼吸困难等情况。

肚子

食物过敏表现出的症状很多都与肚子相关，例如呕吐、肚子痛、拉肚子等。

一点点增加摄入量的话……

当食物过敏时，如果稍微吃一点没有出现比较严重的症状的话，可以一点一点地增加摄入量，慢慢地让身体习惯，症状就会渐渐地消失。

但是，具体情况会因人而异。有的人即使是一点点的量也会出现严重的症状，所以必须听医生的话，小心尝试。

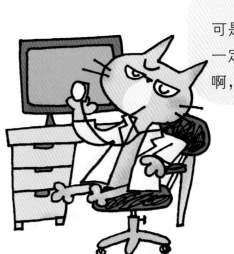

自己随意乱吃可是很危险的呀！一定要和医生商量啊，喵！

各种病毒和流感

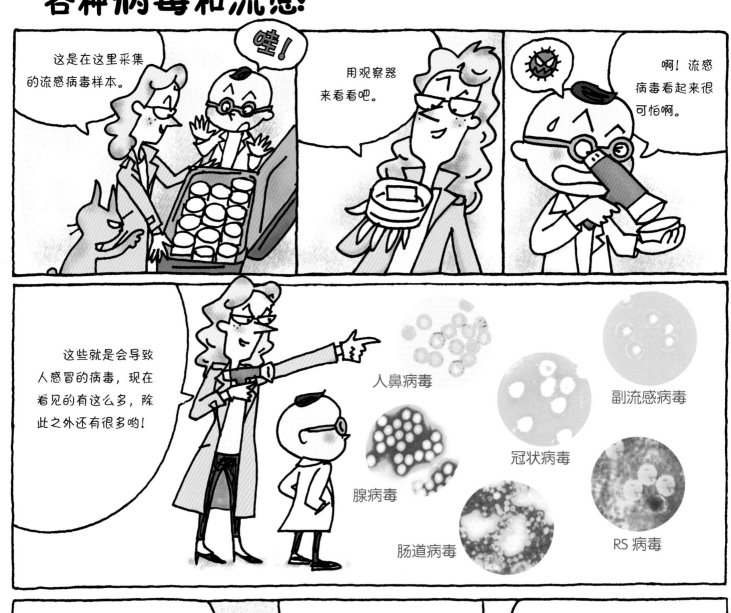

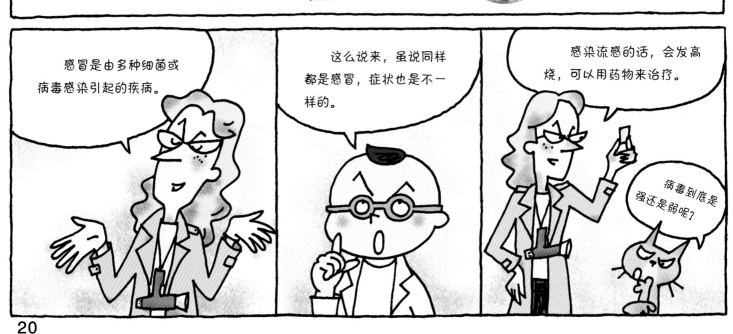

流感是什么?

　　流感是感染病毒后引起严重症状的一种疾病。流感病毒喜欢寒冷干燥的环境,所以流感一般在十二月至三月比较寒冷的季节高发。

　　在感染流感病毒后,人就会开始怕冷,同时还伴随着关节疼痛,不久后还会出现 38℃ 以上的高烧、肌肉疼痛、咳嗽、浓痰等症状。三到五天后一般会退烧,但病毒还会在身体里残存两天左右,为了完全康复,同时避免传染给别人,应在家里静养。

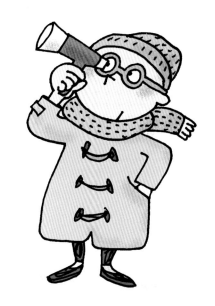

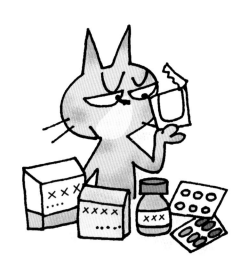

流感和普通感冒有什么不同呢?

　　普通病毒引起的感冒一般不需要吃药,但是流感需要。现在很多流感都有对症的药,而且药效显著。但是症状加剧的话,尽早去医院是很重要的。

　　　　每年都要改变形态,
　　　　太卑鄙了,喵。

为什么每年都有流感呢?

　　流感病毒会不断地改变形态,因此它有很多种类,而每年流行的流感病毒可能是不同的种类。就算人体针对某一种病毒产生了抗体,如果感染的是另一种流感病毒的话,就会再次出现感冒症状。

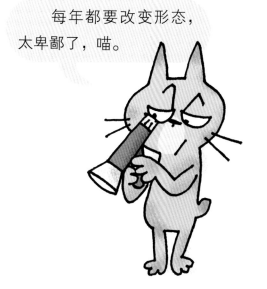

补充
说明　流感:流感(禽流感、新型流感除外)是法律认定的三类传染病之一。

为什么要打预防针?

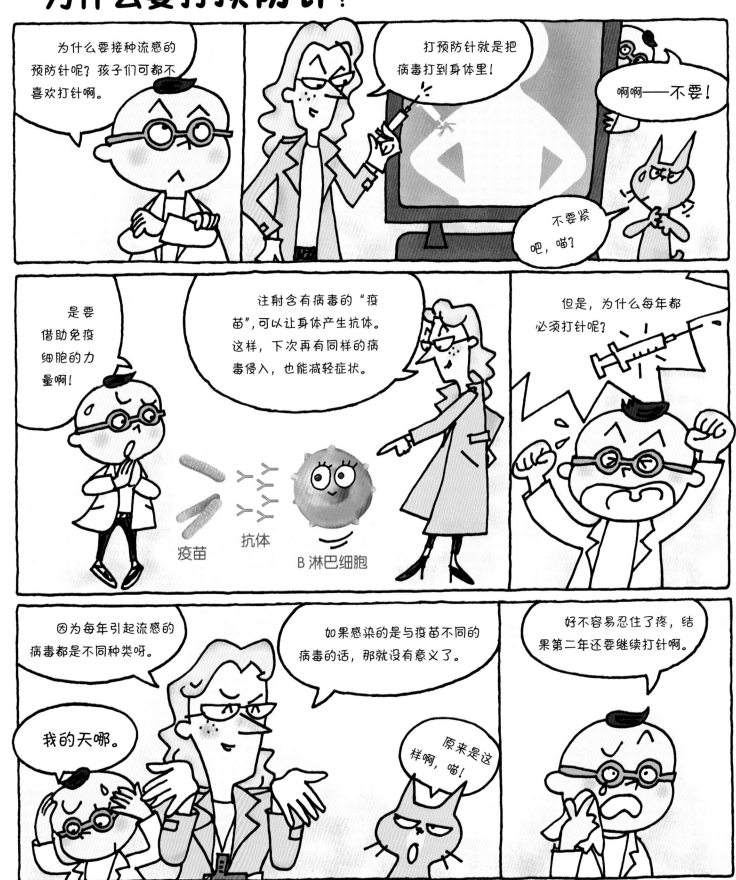

为什么要打预防针?

打预防针是为了在患病之前对疾病进行免疫。预防针里的"疫苗",是不会让身体出现症状的弱病毒。当疫苗进入身体后,B淋巴细胞为了反击而制造抗体。当身体中有了抗体以后,如果之后感染了相同的病毒,那就不容易出现感染症状了。

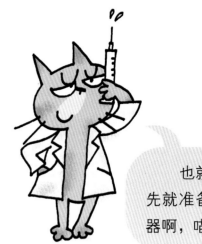

也就是事先就准备好武器啊,喵。

流感预防针起效的过程

1 在接种疫苗后,体内就会产生流感病毒的抗体。

抗体　　　　疫苗

2 如果没有抗体,流感病毒就会进入细胞。

3 如果有抗体的话,病毒就很难进入细胞,也不容易出现症状。

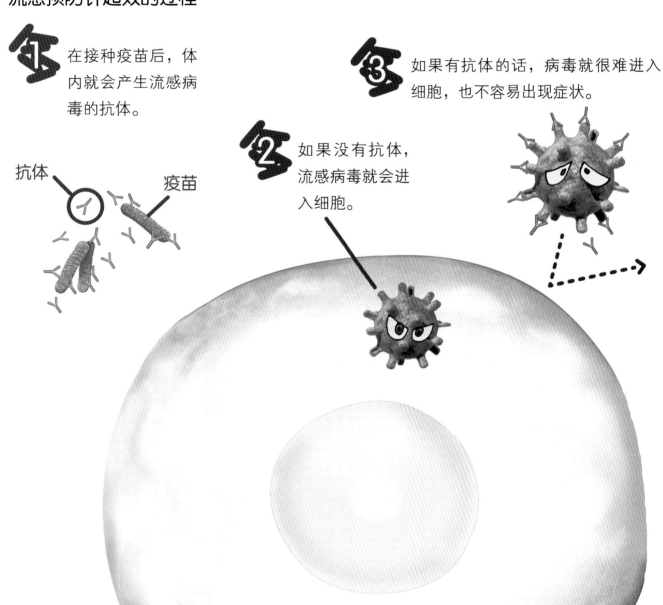

伤口为什么会自己长好?

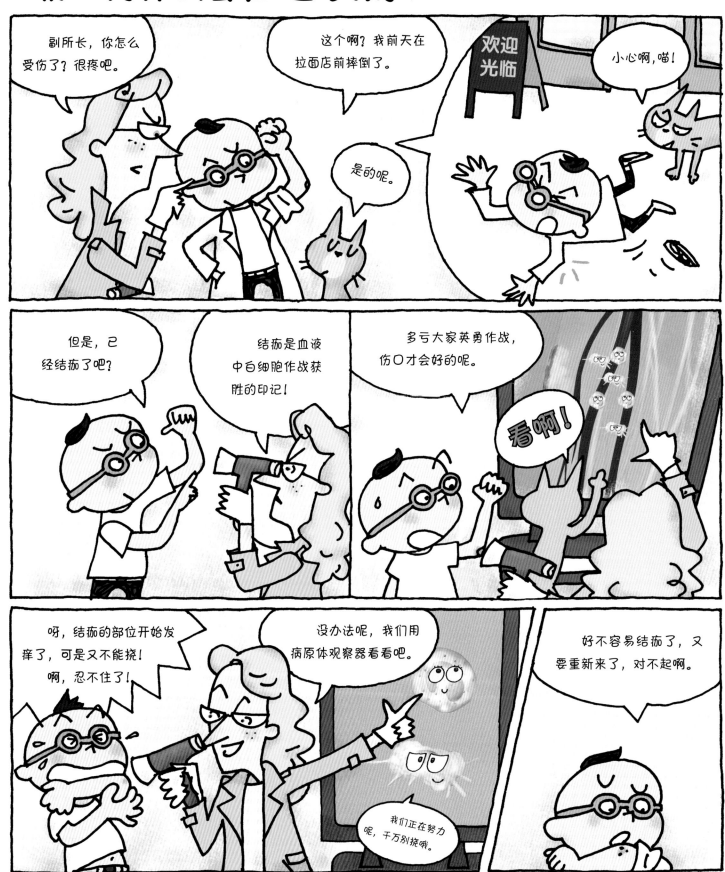

保护身体免受病原体侵害的皮肤

覆盖在身体表面的皮肤就像铠甲一样保护着我们的身体，避免受到病原体的侵害。如果皮肤有伤痕的话，病原体就会直接进入体内，身体就会处于非常危险的状态。为此，免疫细胞就开始工作，封闭伤口。

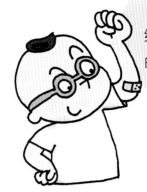

我还不知道结痂有这么重要的作用啊！

伤口愈合的过程

血液中含有的"血小板"可以凝血、止血。

巨噬细胞和其他白细胞与病原体作战，清理伤口。

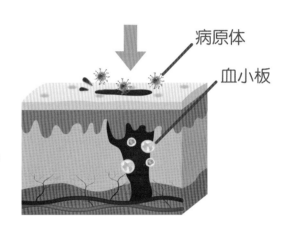

病原体

血小板

痂

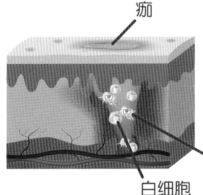

在战斗完以后，巨噬细胞和其他白细胞的尸体和体液变干、变硬，就会结痂。这个痂成为伤口的盖子，防止病原体进入身体。

巨噬细胞

白细胞

在痂保护伤口期间，血液把养分运到痂下方，生成新的皮肤。

当皮肤长到一定厚度后，不久就会脱痂，皮肤会恢复到与原来差不多的状态。

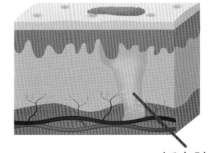

新皮肤

补充说明　血小板：使伤口流出的血液凝固，起到止血的作用。

 详情请看《哇！营养》吧！

药品的种类和作用

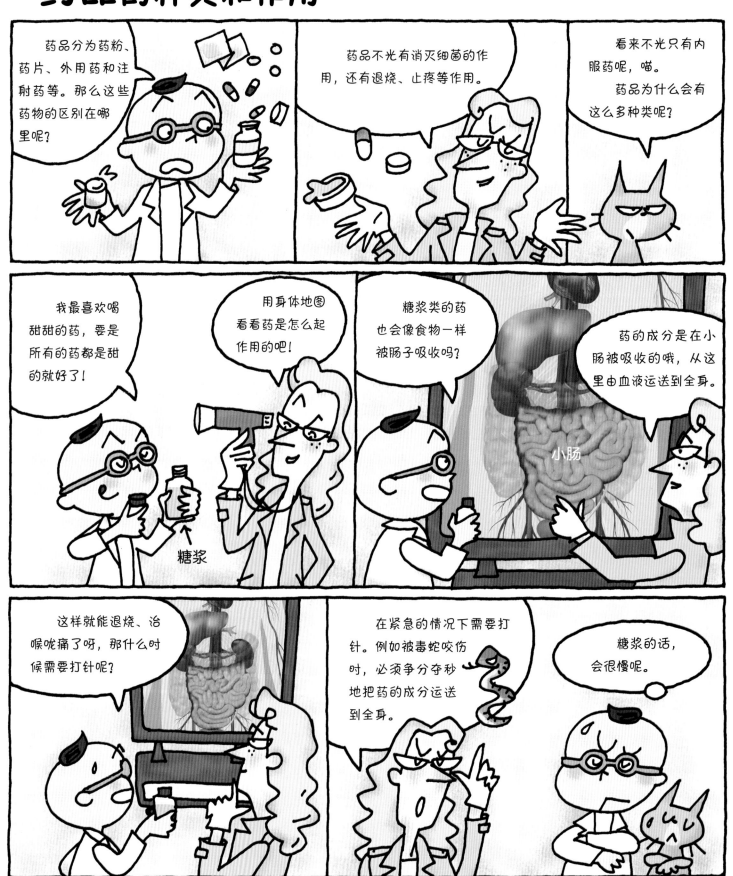

药是什么？

药是指用于人体，预防和治疗疾病的物品。根据使用方法的不同，大致可分为"内服药""外用药""注射剂"三种。

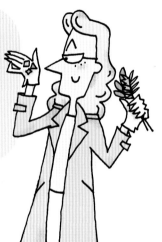

人类运用药品的历史非常悠久。在以前，虫子、植物、矿物等都被当作药品，用于治疗各种疾病。

1 内服药

内服药主要在小肠被吸收，融于血液，是对整个身体起作用的药。完成任务后剩余的成分被输送到肾脏，通过尿液排出体外。

药粉

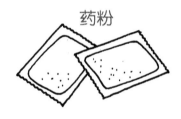

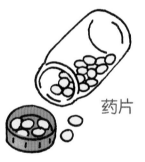

药片

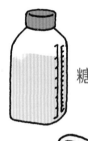 糖浆

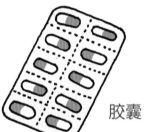 胶囊

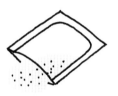 干糖浆
（溶于水饮用）

2 外用药

外用药是可以直接从皮肤和黏膜吸收的药。几乎所有的外用药都不会被血管吸收，所以在治疗时不会给肝脏和肾脏等器官带来负担。

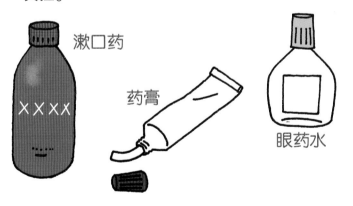

漱口药

药膏

眼药水

3 注射剂

注射剂通过针管把药剂直接注入皮下或者血管中。因为药品直接注入体内，所以比内服药药量少、起效快、效果好，能减少肝脏和肾脏的负担。

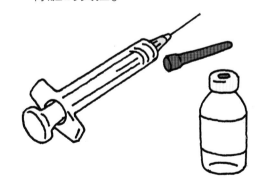

补充说明　肾脏：把不需要的成分从血液中过滤掉，产生尿液的器官。

肝脏：把从食物中获取的养分储存起来，去除药物中毒素的器官。

 详情请看《哇！营养》吧！

对细菌有效的药物——抗生素

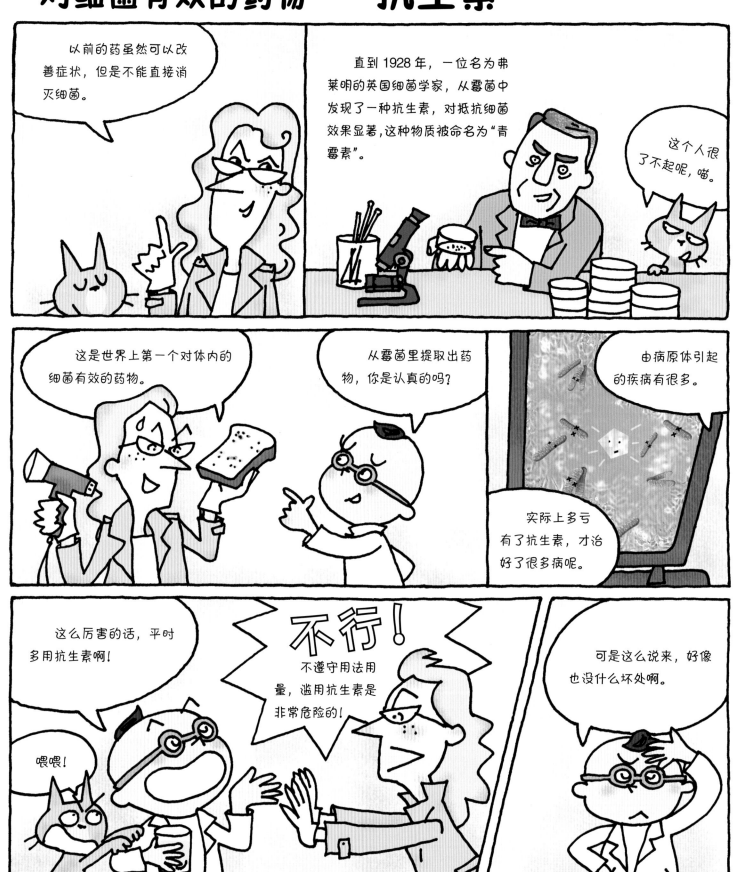

抗生素是什么?

抗生素是能杀死细菌的药物,只要是细菌,不管什么种类都能起效。当抗生素问世之后,很多以前无法治愈的疾病被治好了。

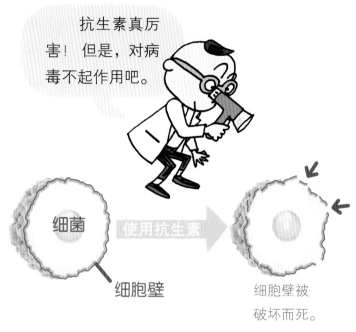

抗生素真厉害!但是,对病毒不起作用吧。

为什么对细菌有效呢?

抗生素不会攻击人体,只会杀死细菌。人的细胞被一层称为"细胞膜"的薄膜包裹着。细菌也有细胞膜,但其外部还有一层被称为"细胞壁"的更加结实的膜。抗生素只能破坏这个细胞壁。细菌一旦没有细胞壁就无法生存,不久就会死亡。人体细胞本来就没有细胞壁,所以不会受到抗生素的影响。

细菌

细胞壁

使用抗生素

细胞壁被破坏而死。

细胞膜

人体细胞

没有细胞壁,不会受到抗生素的攻击。

药的正确吃法

不同的药有不同的效果,根据病因和年龄的不同,必要的成分和用量也不同。吃药的时候,必须遵守医生的嘱咐和以下四点原则。

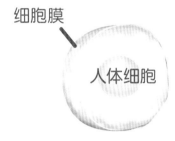

好……好苦,但是又不能喝果汁。

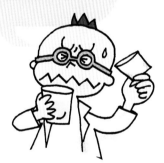

确认不良反应

药效以外的作用叫作不良反应,它有时会给身体带来一些不好的症状。因此吃药前需要仔细阅读药物的使用说明,确认会出现哪些不良反应。

用水送服

吃药时,不能喝果汁、茶、牛奶等,因为这些饮品有时会妨碍药效。

不要同时吃好几种药

药物之间会相互发生反应,有时还会产生不良反应,因此不要同时吃几种药。

按规定的时间吃药

吃药一定要遵守时间和次数。由于忘记吃药,而把上一次忘记的药和这次的药一起服用是很危险的。

健康·小·贴士！如何预防疾病？

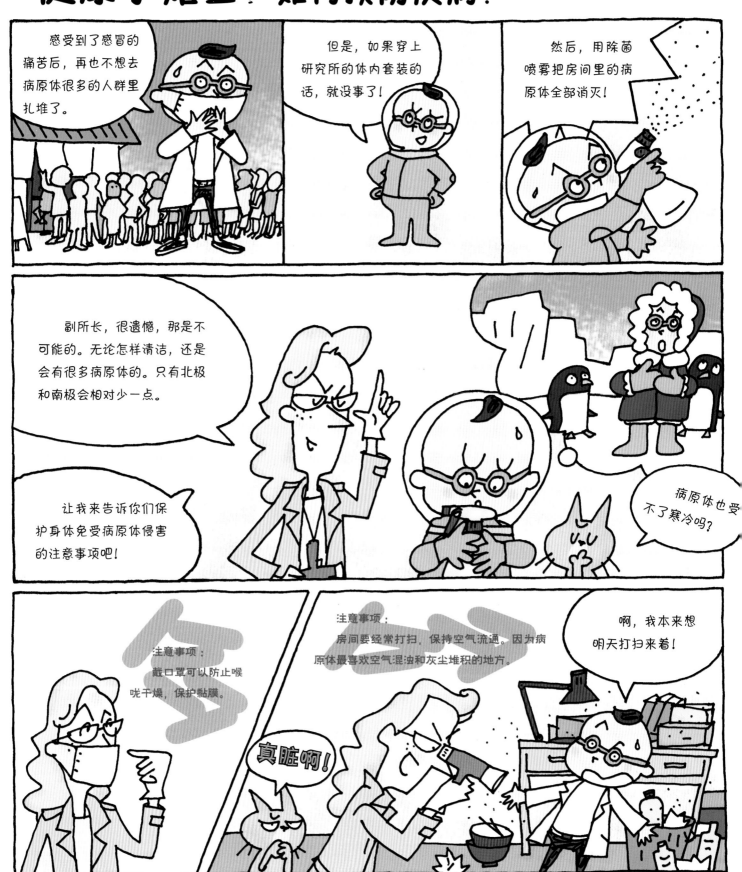

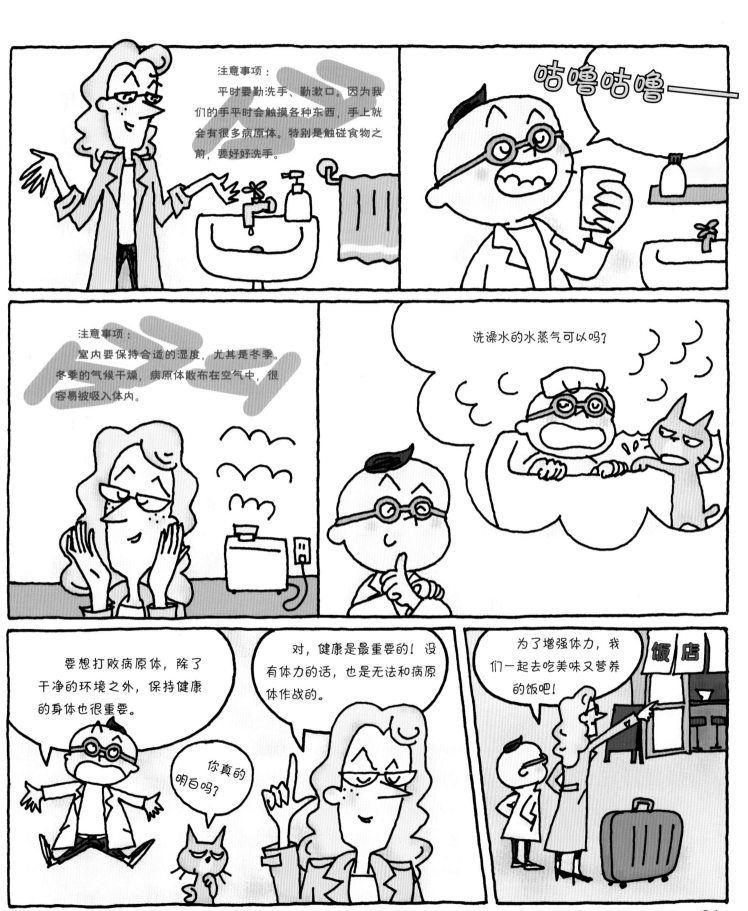

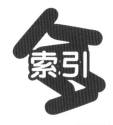

参考文献

① 『かぜとインフルエンザ』岡部信彦 著（少年写真新聞社）

② 『からだをまもる免疫のふしぎ』日本免疫学会 編集、石川ともこ 絵（羊土社）　　　③ 『感染症の事典』北里研究所 監修（PHP 研究所）

④ 『こどもの感染症』金子光延 著（講談社）　　　⑤ 『カラー図解 生理学の基本がわかる事典』石川隆 監修（西東社）

⑥ 「知っておこう！くすりの使いかた」加藤哲太 監修、斉藤ふみ子 文、なとみみわ 絵（汐文社）

⑦ 『新しい免疫入門』審良静男 黒崎知博 著（講談社）

⑧ 『免疫―からだを護る不思議なしくみ』矢田純一 著（東京化学同人）

⑨ A.Nowak-Węgrzyn. 2018. Investigational therapies for food allergy : Oral immunotherapy.

⑩ https://www.uptodate.com/contents/investigational-therapies-for-food-allergy-oral-immunotherapy

版权登记号：图字15-2019-280

图书在版编目（CIP）数据

咦？病毒 / (日) 石仓宏之著；刘飞, 罗光恒译. -- 济南：山东科学技术出版社, 2020.3（2022.5 重印）
　　ISBN 978-7-5331-9782-7

Ⅰ.①咦… Ⅱ.①石… ②刘… ③罗… Ⅲ.①人体病毒学—儿童读物 Ⅳ.①R373.9-49

中国版本图书馆CIP数据核字(2020)第027692号

咦？病毒
YI? BINGDU

李玉颖 / 责任编辑
李玉颖 / 装帧设计

主管单位：山东出版传媒股份有限公司
出　版　者：山东科学技术出版社
　　　　　地址：济南市市中区舜耕路517号
　　　　　邮编：250003　电话：（0531）82098088
　　　　　网址：www.lkj.com.cn
　　　　　电子邮件：sdkj@sdcbcm.com
发　行　者：山东科学技术出版社
　　　　　地址：济南市市中区舜耕路517号
　　　　　邮编：250003　电话：（0531）82098067
印　刷　者：济南新先锋彩印有限公司
　　　　　地址：济南市工业北路188-6号
　　　　　邮编：250101　电话：（0531）88615699

规格：16开（210 mm×270 mm）
印张：2　字数：48千　印数：8 001～13 000
版次：2020年3月第1版　印次：2022年5月第3次印刷
定价：42.00元